Libro de cocina instantánea vegetariana

Más de 50 recetas frescas y saludables para principiantes y usuarios avanzados que le ayudarán a ahorrar tiempo y energía mientras pierde peso

Julio Kern

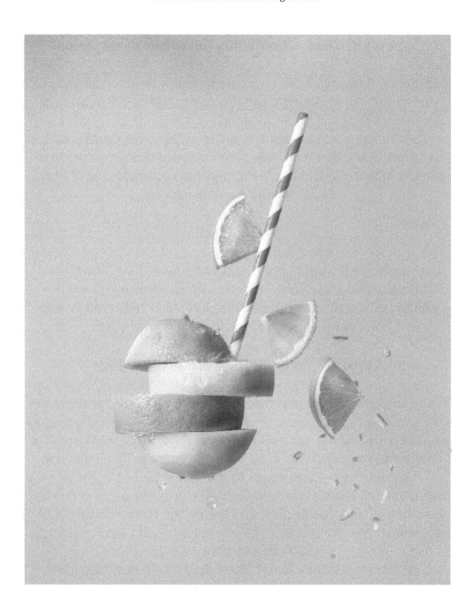

Índice de contenidos

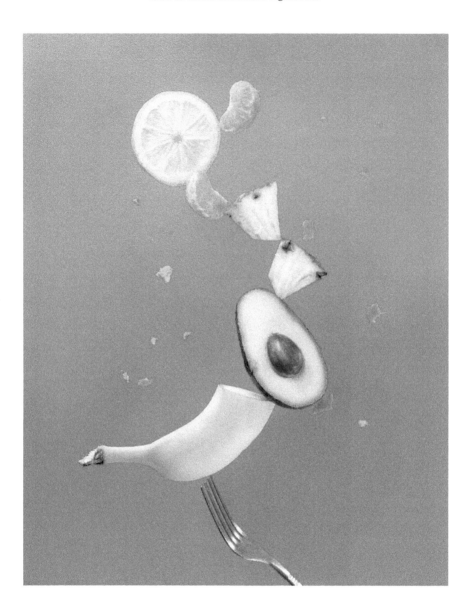

Introducción

Hoy en día el veganismo es una de las tendencias más populares en todo el mundo. Miles de personas prefieren rechazar los productos animales y seguir un estilo de vida natural. La dieta vegana comenzó su historia en el año 1944 y cinco años más tarde Leslie J Cross sugirió que se definiera el veganismo. Apoyó la idea de la emancipación de los animales de la explotación humana. A lo largo de los años la definición de veganismo se ha modificado y ahora se ha convertido en el estilo de vida que apoya la actitud respetuosa con los animales y la naturaleza en general.

El veganismo es el tipo de vegetarianismo que implica la restricción de la carne, las aves, el marisco y los productos lácteos. ¿Qué comen los veganos? La dieta vegana es muy variada. Hay un millón de recetas que pueden satisfacer los gustos más exigentes. Tartas, pasteles, tartas, guisos, curry... cada una de estas comidas está incluida en una dieta vegana. Sólo hay una condición: cada comida debe cocinarse con ingredientes de origen vegetal. Los veganos obtienen todas las vitaminas, minerales y proteínas vitales de las verduras, frutas, cereales, frutos secos y semillas.

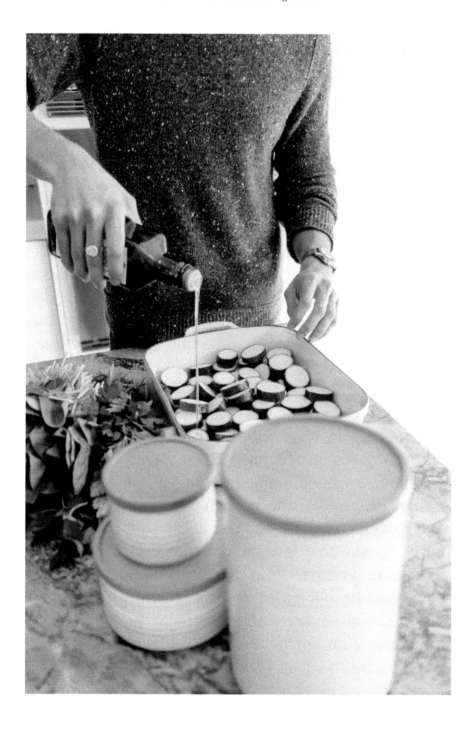

Desayuno

1. Desayuno Hash

Preparación: 10 minutos **Cocción:** 25 minutos

Raciones: 5

Ingredientes:

- 1 taza de champiñones picados 1 calabacín picado 2 patatas rojas picadas 1 pimiento dulce rojo picado 1/3 de taza de caldo de verduras 1 cucharadita de sal

- 1 cucharada de eneldo fresco picado

- ½ cucharadita de pimienta negra molida

- 1/3 de taza de frijoles pintos, enlatados

- 1 cucharada de perejil fresco picado

- 1 cucharada de aceite de oliva

Direcciones:

1. Precalentar la olla instantánea en modo Saltear durante 5 minutos.

2. Vierta el aceite de oliva y añada los calabacines y las patatas.

3. Espolvorear las verduras con sal y pimienta negra molida y cerrar la tapa.

4. Saltear los ingredientes durante 5 minutos.

5. A continuación, añada los champiñones y el pimiento dulce.

6. Añadir el eneldo y el perejil.

7. A continuación, añade las judías pintas y el caldo de verduras. Mezcle el hachís y cierre la tapa.

8. Cocine la comida durante 20 minutos en

el modo Saltear.

Valor nutricional/porción: calorías 126, grasa 0,6,

fibra 4,5, carbohidratos 25,8, proteínas6

2. FlapJacks

Tiempo de preparación: 8 minutos **Tiempo de cocción:** 15 minutos **Raciones:** 4

Ingredientes:

- 1 taza de avena

- 1 cucharada de jarabe de oro

- 2 cucharadas de mantequilla de almendras

- ½ cucharadita de extracto de vainilla

- 1 cucharada de azúcar moreno

- ½ taza de agua, para cocinar

Direcciones:

1. Poner en el bol de la olla instantánea la avena, el sirope de oro, la mantequilla de almendras, el extracto de vainilla y el azúcar.

2. Revuelva suavemente y cocine durante 8

minutos en el modo Saute.

3. Remover la mezcla de vez en cuando.

4. A continuación, transfiera la mezcla a la trébede para hornear de la olla instantánea y aplástela bien.

5. Vierta agua en la olla instantánea e introduzca la rejilla.

6. Coloque el trébol para hornear en la rejilla y cierre la tapa.

7. Cocine la comida en modo manual (alta presión) durante 7 minutos.

8. A continuación, haga una liberación rápida de la presión, enfríe bien la comida y córtela en las barras.

Valor nutricional/porción: calorías 151, grasa 5,8,

fibra 2,9, carbohidratos 21,5, proteínas

4.4

3. Barras matinales de chocolate

Tiempo de preparación: 10 minutos **Tiempo de cocción:** 13 minutos **Raciones:** 6

Ingredientes:

- ¼ de taza de gotas de chocolate

- ½ taza de harina común

- ½ cucharadita de bicarbonato de sodio

- 1 cucharada de zumo de lima

- 2 cucharadas de azúcar

- 2 cucharadas de mantequilla de almendras

- 2 cucharadas de crema de leche de coco

- taza de agua

Direcciones:

1. En el bol de la batidora se mezclan la harina y el bicarbonato.

2. Añade el zumo de lima, el azúcar, la mantequilla de almendras y la crema de leche de coco.

3. Empezar a amasar la masa. Cuando la masa esté tierna pero no homogénea - añadir gotas de chocolate.

4. Seguir amasando la masa hasta que esté blanda y no se pegue.

5. Enrolla la masa con la ayuda del rodillo y córtala en barras medianas.

6. Forrar el molde de la olla instantánea con papel para hornear y poner las barras de masa.

7. Introduzca la rejilla en el recipiente de la olla instantánea y añada agua.

8. Poner el molde en la rejilla y cerrar la

tapa.

9. Poner el modo manual (alta presión) y cocinar las barritas durante 13 minutos. El tiempo de cocción depende del grosor de las barras.

Valor nutricional/porción: calorías 130, grasa 5,3, fibra 3,7, carbohidratos 19,1, proteínas 2.8

4. Galletas para el desayuno

Preparación: 10 minutos **Cocción:** 10 minutos

Raciones: 5

Ingredientes:

- ¼ de taza de nueces, trituradas

- ¼ de taza de arándanos secos

- ¾ de taza de almendras picadas

- 5 cucharadas de aquafaba

- 1 taza de harina de trigo

- 2 cucharadas de aceite de coco

- ¼ de taza de jarabe de arce

Direcciones:

1. En el bol de la batidora, mezclar el aceite de coco, el sirope de arce y el aquafaba.

2. Empezar a añadir poco a poco la harina de

trigo.

3. Cuando la mezcla sea homogénea, añadir las nueces y los arándanos secos. Remover hasta que la masa sea homogénea.

4. Hacer el tronco de la masa y cortarlo en trozos iguales.

5. Hacer bolas con las galletas y presionarlas suavemente.

6. Coloca las galletas en el molde forrado con papel de hornear y transfiérelas a la olla instantánea.

7. Cierre la tapa y cocine las galletas en modo manual (alta presión) durante 10 minutos. Haga una liberación rápida de la presión.

8. Guarde las galletas en un tarro de cristal

cerrado hasta 10 días.

Valor nutricional/porción: calorías 303, grasa 16,5,

fibra 3,1, carbohidratos 33,8, proteínas 7,1

5. Batata rellena

Preparación: 10 minutos **Cocción:** 30 minutos

Raciones: 2

Ingredientes:

- 2 batatas

- ½ taza de espinacas picadas

- 4 onzas de puerro picado

- 1 cucharada de aceite de oliva

- 3 oz de tempeh, picado

- ½ cucharadita de sal

- ½ cucharadita de pimentón ahumado

- 1 cucharadita de semillas de sésamo

- 2 cucharaditas de mantequilla de almendras

- 1 taza de agua, para cocinar

Direcciones:

1. Vierta agua en el recipiente de la olla instantánea e inserte el trébol.

2. Coloca los boniatos en la trébede y cierra la tapa. Cocine las verduras durante 20 minutos a temperatura alta. Utiliza la liberación rápida de presión.

3. Mientras tanto, mezcla las espinacas, el puerro, el aceite de oliva, el tempeh, la sal, el pimentón ahumado, las semillas de sésamo y la mantequilla de almendras.

4. Cuando los boniatos estén cocidos, sácalos de la olla instantánea.

5. Limpia el bol de la olla instantánea y transfiere la mezcla de verduras al interior.

6. Cocínelos en modo salteado durante 8

minutos. Removerlos de vez en cuando.

7. Mientras tanto, cortar las batatas en mitades y sacar ½ parte de toda la pulpa.

8. Añadir la pulpa de la batata en la olla instantánea. Remover los ingredientes hasta que sean homogéneos.

9. Rellenar las mitades de boniato con la mezcla.

Valor nutricional/porción: calorías 288, grasa 21,6, fibra 3,2, carbohidratos 16,2,

proteína 12,7

Hamburguesas y hamburguesas

6. Hamburguesa de maíz

Tiempo de preparación: 15 minutos **Tiempo de cocción:** 7 minutos **Raciones:** 5

Ingredientes:

- 1 taza de frijoles pintos, cocidos

- ½ taza de garbanzos cocidos

- 4 oz de tofu firme

- 1 taza de granos de maíz dulce

- 1 cucharadita de sal

- 1 cucharadita de copos de chile

- 1 cucharada de yogur de almendras

- 1 cucharadita de pan rallado panko

- ½ taza de agua, para cocinar

Direcciones:

1. En el procesador de alimentos mezcle los frijoles pintos y los garbanzos hasta que estén suaves.

2. Pasar la mezcla al bol de la batidora y añadir los copos de chile y la sal. Remover bien.

3. En el bol separado, revuelva el tofu firme y mézclelo con el pan rallado panko y el yogur de almendras.

4. Picar los granos de maíz.

5. A continuación, haz 5 bolas con la mezcla de alubias.

6. Hacer 5 bolas con la mezcla de tofu.

7. Rellenar las bolas de judías con bolas de tofu y presionarlas suavemente para conseguir la forma de una hamburguesa.

8. Cubrir las hamburguesas con maíz picado.

9. Vierta agua en la olla instantánea e introduzca la olla instantánea en su interior.

10. Coloca las hamburguesas en la olla instantánea y cierra la tapa.

11. Ponga el modo manual (alta presión) y cocine las hamburguesas durante 7 minutos. A continuación, haga una liberación rápida de la presión.

Valor nutricional/porción: calorías 253, grasa 3,1, fibra 10,3, carbohidratos 43,4, proteína 15

7. Empanadas de plátano

Tiempo de preparación: 10 minutos **Tiempo de cocción:** 5 minutos **Raciones:** 3

Ingredientes:

- 3 plátanos, pelados y picados

- 4 cucharadas de harina de trigo

- 2 cucharadas de harina de lino

- 1 cucharadita de extracto de vainilla

- ¼ de cucharadita de canela molida

- ½ cucharadita de aceite de girasol

- 1 cucharadita de Truvia

Direcciones:

1. Triturar bien los plátanos con la ayuda del tenedor.

2. Añadir la harina de trigo y la harina de

lino.

3. A continuación, añada el extracto de vainilla, la canela molida y la Truvia. Mezclar la mezcla hasta que quede suave y no pegajosa. Añadir más harina de trigo si es necesario.

4. A continuación, hacer hamburguesas de tamaño medio.

5. Unte el bol de la olla instantánea con aceite de girasol e introduzca las hamburguesas en su interior.

6. Ajuste el modo manual (alta presión) y cierre la tapa.

7. Cocine las hamburguesas durante 5 minutos y luego utilice la liberación rápida de la presión.

Valor nutricional/porción: calorías 174, grasa 2,9,

fibra 4,8, carbohidratos 37,1, proteínas

3.4

8. Patatas de espagueti

Tiempo de preparación: 10 minutos **Tiempo de cocción:** 10 minutos **Raciones:** 6

Ingredientes:

- 5 cucharadas de harina de trigo

- 2 cucharadas de leche de coco

- 1 cucharada de cebollino picado

- 1 taza de espaguetis integrales cocidos

- 1 cucharadita de aceite de oliva

- ½ cucharadita de sal

- 1 cucharadita de harina de lino

Direcciones:

1. Cortar los espaguetis en trozos grandes.

2. Bata la harina, la harina de lino y la leche de coco.

3. Añadir los espaguetis picados, el cebollino y la sal.

4. Mezclar la masa.

5. Precalentar la olla instantánea en modo Saltear.

6. Cuando esté caliente, añadir el aceite de oliva.

7. Con la ayuda de la cuchara colocar las hamburguesas en la olla instantánea.

8. Cerrar la tapa y saltearlas durante 10 minutos.

9. Cuando las hamburguesas estén ligeramente doradas, estarán cocidas.

Valor nutricional/porción: calorías 73, grasa 2,3, fibra 1,5, carbohidratos 11,6, proteínas

2.1

9. Hamburguesas de pimiento dulce

Tiempo de preparación: 10 minutos **Tiempo de cocción:** 5 minutos **Raciones:** 2

Ingredientes:

- 1 pimiento verde

- 1 pimiento rojo

- 1 cucharada de pan rallado

- 1 cucharada de harina de lino

- 3 cucharadas de agua caliente

- 1 cucharadita de sal

- 1 cucharadita de curry en polvo

- 2 cucharadas de harina de trigo

Direcciones:

1. Triturar los pimientos y ponerlos en el bol de la batidora.

2. Añade el pan rallado, la harina de lino, el agua caliente, la sal, el curry en polvo y la harina de trigo.

3. Mezclar la mezcla hasta que esté suave y no se pegue.

4. Con la ayuda de las yemas de los dedos hacer hamburguesas de tamaño medio y envolverlas en el papel de aluminio.

5. Coloca las hamburguesas en la olla instantánea y cierra la tapa.

6. Cocínelos en modo manual (alta presión) durante 5 minutos. Utilice la liberación rápida de la presión.

Valor nutricional/porción: calorías 84, grasa 1,9, fibra 3,7, carbohidratos 15,5, proteínas

3.2

10.   Hamburguesa de guisantes verdes

Tiempo de preparación: 10 minutos **Tiempo de cocción:** 10 minutos **Raciones:** 4

Ingredientes:

- 1 taza de guisantes cocidos

- ¼ de taza de garbanzos cocidos

- 1 cucharadita de aceite de oliva

- ½ cebolla picada

- 3 cucharadas de pan rallado

- ½ cucharadita de sal

- ½ cucharadita de pimienta de cayena

- 1 cucharada de hojas de cilantro frescas, picadas

Direcciones:

1.   Colocar los guisantes y los garbanzos en el procesador de alimentos.

2.   Pulse los ingredientes durante 3-4 veces.

3.   Pasar la mezcla al bol de la batidora y añadir la cebolla picada, el pan rallado, la sal, las hojas de cilantro y la pimienta de cayena.

4.   Mezclar   la   mezcla   y   hacer hamburguesas.

5.   Unte la olla instantánea con el aceite de oliva del interior y coloque las hamburguesas.

6.   Cierra la tapa y pon el modo Saute.

7.   Cocinar las hamburguesas durante 10 minutos.

Valor nutricional/porción: calorías 111, grasa 2,4, fibra 4,6, carbohidratos 17,9, proteínas 5.2

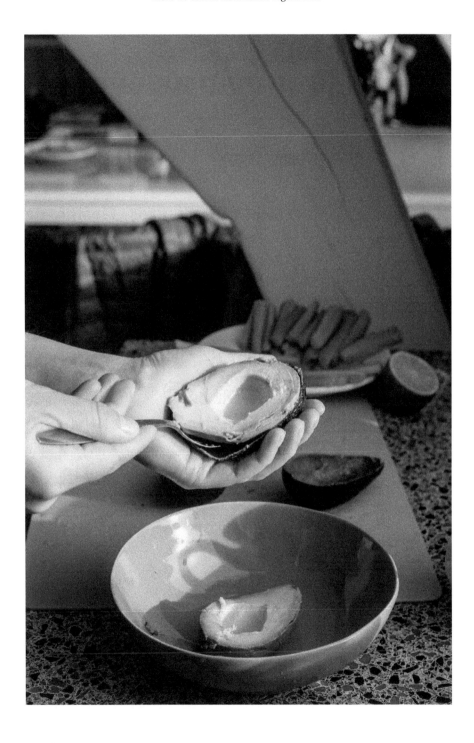

Platos de acompañamiento

11.   Risotto de setas

Tiempo de preparación: 10 minutos **Tiempo de cocción:** 12 minutos **Raciones:** 4

Ingredientes:

- 1 taza de champiñones picados

- 1 cucharada de aceite de oliva

- 1 cebolla blanca picada

- ½taza de guisantes verdes congelados

- ½cucharadita de tomillo seco

- 1 cucharadita de sal

- 1 ½ tazas de arroz

- 1 cucharadita de ajo en polvo

- 2 ½ tazas de caldo de verduras

- 1 cucharadita de perejil seco

- 1 oz de parmesano vegano, rallado

Direcciones:

8. Precalentar la olla instantánea en modo Saltear.

9. Añade el aceite de oliva, los champiñones y la cebolla picada. Saltear las verduras durante 5 minutos. Remover de vez en cuando.

10. A continuación, añada los guisantes, el tomillo seco, la sal, el ajo en polvo y el perejil seco.

11. Mezclar bien y añadir el arroz.

12. A continuación, añadir el caldo de verduras y mezclar.

13. Cierre la tapa y cocine el risotto

en modo manual (alta presión) y cocínelo durante 7 minutos.

14.   A continuación, utilice la liberación rápida de la presión.

15.   Abre la tapa y añade el parmesano vegano rallado. Mezclar bien.

Valor nutricional/porción: calorías 361, grasa 5, fibra 2,7, carbohidratos 63,9, proteínas 12.8

12.   Ratatouille

Tiempo de preparación: 10 minutos **Tiempo de cocción:** 15 minutos **Raciones:** 6

Ingredientes:

- 1 taza de tomates picados

- 3 pimientos dulces picados

- 1 cebolla roja picada

- 2 dientes de ajo pelados

- 1 calabacín picado

- ½berenjena picada

- 2 cucharadas de aceite de sésamo

- 1 cucharada de perejil fresco picado

- 1 cucharadita de pasta de tomate

- 1 cucharadita de cilantro seco

- ¼cucharadita de orégano seco

- 1 cucharada de condimento italiano

- 1 jalapeño, pimiento, picado

- 2 tazas de caldo de verduras

Direcciones:

9. Poner la olla instantánea en modo Saltear durante 8 minutos y verter el aceite de sésamo.

10. Añadir los pimientos dulces, los tomates y las cebollas. Remover la mezcla.

11. A continuación, añada el calabacín, el diente de ajo, la berenjena y el chile jalapeño.

12. Mezclar las verduras y seguir cocinando.

13. Añada el perejil, el orégano seco,

el condimento italiano y la pasta de tomate.

14.   Cuando termine el tiempo de salteado, añade el caldo de verduras y cierra la tapa.

15.   Cocine la comida en modo manual (alta presión) durante 2 minutos. Deje que se libere la presión de forma natural durante 5 minutos.

Valor nutricional/porción: calorías 110, grasa 6,1, fibra 3,4, carbohidratos 12, proteínas 3.6

13.   Arroz con piña

Tiempo de preparación: 5 minutos **Tiempo de cocción:** 8 minutos **Raciones:** 4

Ingredientes:

- 1 ½ taza de arroz

- 2 tazas de agua

- 1 taza de zumo de piña

- 1 lata de piñas picadas

- 1 cucharadita de crema de coco

Direcciones:

10.   Vierte el agua y el zumo de piña en la olla instantánea. Añade el arroz y la piña picada, y cierra la tapa.

11.   Poner el modo manual (alta presión) durante 8 minutos. A continuación,

utilice la liberación rápida de la presión.

12.   Ponga el arroz con piña cocido en

el bol y añada la crema de coco. Remuévelo.

Valor nutricional/porción: calorías 310, grasa 0,9,

fibra 1,6, carbohidratos 69, proteínas

5.4

14.   Stir Fry mongol

Preparación: 5 minutos **Cocción:** 4 minutos

Raciones: 4

Ingredientes:

- 1 cucharada de jengibre picado

- 1 cucharadita de ajo picado

- 1 cucharada de aceite de aguacate

- 4 cucharadas de salsa de soja

- 1 cucharadita de copos de chile

- 1 cucharadita de maicena

- 1 cucharada de azúcar moreno ● 8 cucharadas

de agua

- ½cucharadita de pimienta de cayena

- 1 libra de seitán, picado

Direcciones:

7. En el bol de la batidora, bata el jengibre picado, el ajo picado, el aceite de aguacate, la salsa de soja, los copos de chile, la maicena, el azúcar moreno, la pimienta de cayena y el agua.

8. Precalienta el bol de la olla instantánea en modo Saltear hasta que esté caliente.

9. Transfiera la mezcla de jengibre a la olla instantánea y cocínela durante 1 minuto.

10. A continuación, añadir el seitán picado y remover bien.

11. Cierre la tapa y ponga el modo manual (alta presión) durante 1 minuto. Utilice la liberación rápida de la presión.

12. Mezclar bien la guarnición antes de servir.

Valor nutricional/porción: calorías 59, grasa 0,9,

fibra 0,8, carbohidratos 5,6, proteínas6,6

15.   Tocino de setas

Tiempo de preparación: 5 minutos **Tiempo de cocción:** 2 minutos **Raciones:** 5

Ingredientes:

- 6 oz de setas shiitake

- 1 cucharadita de sal

- ¼decucharadita de pimienta de cayena

- 1 cucharada de aceite de oliva

Direcciones:

5. Corta los champiñones en tiras con forma de bacon y rocía cada tira con aceite de oliva, pimienta de cayena y sal.

6. A continuación, coloque el "tocino" de los champiñones en la olla instantánea y cierre el

tapa.

7. Poner el modo manual (alta presión) y cocinar las setas durante 2

minutos. A continuación, utilice la liberación rápida de la presión. El tiempo de cocción depende del tamaño de las tiras de setas.

Valor nutricional/porción: calorías 43, grasa 2,9, fibra 0,7, carbohidratos 4,7, proteínas 0.5

Cereales y pasta

16.   Sorgotto

Tiempo de preparación: 10 minutos **Tiempo de cocción** 30 minutos **Raciones:** 4

Ingredientes:

- 1 taza de grano de sorgo, remojado

- 4 tazas de agua

- ¼cucharadita de romero

- 5 oz de parmesano vegano, rallado

- 1 cucharadita de aceite de coco

- ½cebolla blanca picada

- ¼detaza de vino blanco

- ½cucharadita de sal

- ½cucharadita de pimienta negra molida

Direcciones:

12.   Echa el aceite de coco en la olla instantánea y precaliéntala en modo Saute.

13.   Añade la cebolla picada, la sal, la pimienta negra molida y el romero.

14.   Saltear la cebolla hasta que esté ligeramente dorada.

15.   A continuación, añadir el agua y el vino. Saltear la mezcla durante 5 minutos.

16.   Añadir los granos de sorgo y cerrar la tapa.

17.   Sellar la tapa y poner el modo manual (alta presión) durante 20 minutos.

18.   Utilice la liberación rápida de la presión cuando la comida esté

cocida.

19.	Abrir la tapa y mezclar la comida con el queso rallado antes de servir. Espere a que el parmesano empiece a derretirse.

Valor nutricional/porción: calorías 317, grasa 2,2, fibra 8,4, carbohidratos 48,2, proteínas 19.7

17.   Sorgo toscano

Tiempo de preparación: 10 minutos **Tiempo de cocción** 35 minutos **Raciones:** 5

Ingredientes:

- 1/3 de taza de sorgo

- 1 tomate picado

- ½cucharadita de sal

- 1/3 de taza de tallos de acelga, picados

- 1 cebolla, cortada en dados

- 4 oz de tallo de apio, picado

- 1 cucharada de aceite de oliva

- ½calabacín picado

- 4 tazas de caldo de verduras

- 1 cucharadita de cúrcuma

- ½cucharadita de cilantro molido

- 1 cucharadita de cilantro seco

- 1/3 de taza de judías, en conserva

Direcciones:

8. Ponga el modo Saute y vierta el aceite de oliva dentro de la olla instantánea.

9. Añade el tallo de acelga picado, la cebolla picada, la rama de apio y el calabacín. Mezcle las verduras y saltéelas durante 5 minutos. Remover de vez en cuando.

10. A continuación, añada el tomate picado, la sal, el caldo de verduras, la cúrcuma, el cilantro molido y las judías.

11. Añade el sorgo.

12. Cierre y selle la tapa.

13. Ponga el modo de olla a presión y

cocine la comida durante 30 minutos.

14.   Utilice la liberación rápida de la
          presión y abra la tapa.

15.   Pasar la comida a los cuencos.

Valor nutricional/porción: calorías 141, grasa 4,1,
fibra 1,6, carbohidratos 22, 4,8

18.   Bayas de centeno

Tiempo de preparación 30 minutos **Cocción:** 29 minutos **Raciones:** 8

Ingredientes:

- 2 tazas de bayas de centeno

- 8 tazas de agua

- 1 cucharadita de sal

- 1 cucharada de aceite de oliva

Direcciones:

10.   Vierte el aceite de oliva en la olla instantánea y precaliéntala en modo Saute.

11.   Añada las bayas de centeno y saltéelas durante 4 minutos. Remover de vez en cuando.

12.   A continuación, añada agua y sal.

Mezclar y cerrar la tapa.

13.   Cierre la tapa y ponga el modo manual (alta presión). Cocine la comida durante 25 minutos.

14.   Deje que se libere la presión de forma natural durante 20 minutos y luego abra la tapa.

15.   Transfiera la comida cocida en los tazones para servir.

Valor nutricional/porción: calorías 165, grasa 2,7, fibra 6, carbohidratos 33, proteínas 6

19.   Fideos de soba con tofu al curry

Tiempo de preparación: 15 minutos **Tiempo de cocción:** 15 minutos **Raciones:** 2

Ingredientes:

- 7 oz de fideos soba

- 6 oz de tofu firme, picado

- 1 cucharadita de pasta de curry

- 4 cucharadas de salsa de soja

- 1 cucharadita de vinagre de sidra de manzana

- 1 cucharadita de aceite de coco

- 2 tazas de caldo de verduras

Direcciones:

7. Mezcle la pasta de curry, la salsa de soja y el vinagre de sidra de manzana. Bátalo.

8. A continuación, revuelva la mezcla de

pasta de curry y el tofu picado. Déjelo marinar durante 10 minutos.

9. Mientras tanto, precalienta la olla instantánea en modo Saltear.

10.   Poner el tofu y toda la salsa restante en la olla instantánea y saltear durante 2-3 minutos. Remover de vez en cuando.

11.   Poner el tofu cocido en el bol.

12.   Limpia la olla instantánea y pon los fideos soba dentro.

13.   Añadir el aceite de coco y el caldo vegetal. Cerrar y sellar el tapa.

14.   Poner el modo manual (alta presión) y cocinar una comida

para

10 minutos. Utilice la liberación rápida de la presión.

15.   Escurrir el líquido de los fideos si se desea.

16.   Mezclar los fideos soba y el tofu.

Valor nutricional/porción: calorías 485, grasa 9,4, fibra 1, carbohidratos 79,6, proteínas 28.2

20.   Mac con alcachofas

Tiempo de preparación: 10 minutos **Tiempo de cocción** 4 minutos **Raciones:** 4

Ingredientes:

- 3 tazas de caldo de verduras

- 1 ½ taza de macarrones

- ½ taza de corazones de alcachofa en conserva, picados

- 5 oz de parmesano vegano, rallado

- ½taza de espinacas picadas

- ½cucharadita de pimienta negra molida

- ½cucharadita de copos de chile

Direcciones:

8.   En la olla instantánea combina el caldo de verduras, los macarrones y la pimienta negra

molida.

9. Cierre y selle la tapa. Poner el modo manual (alta presión) y cocinar los macarrones durante 4 minutos.

10. Utilice la liberación rápida de la presión y abra la tapa.

11. Añade el queso rallado, los copos de chile, las alcachofas y las espinacas.

12. Mezclar la comida hasta que el queso se derrita.

13. La comida está cocinada.

Valor nutricional/porción: calorías 263, grasa 1,6, fibra 2, carbohidratos 33,4, proteínas 22.9

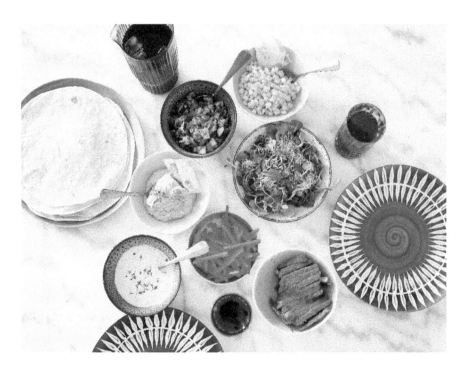

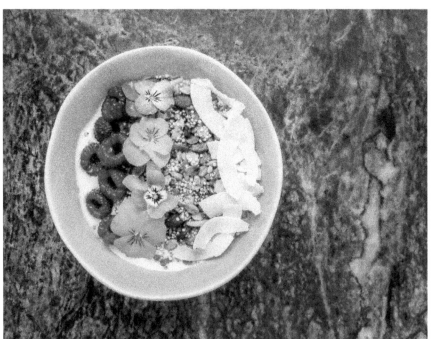

Alubias y lentejas

21.　Alubias blancas al curry

Tiempo de preparación: 5 minutos **Tiempo de cocción:** 2 horas **Raciones:** 6

Ingredientes:

- 1 taza de arroz integral

- 2 tazas de judías blancas

- 1 cucharada de pasta de curry

- 1 cucharadita de comino molido

- 1 cucharadita de sal

- 7 tazas de agua

- 1 cucharada de eneldo seco

- 1 cucharadita de pasta de tomate

- 1 diente de ajo pelado

Direcciones:

1. Coloca todos los ingredientes en la olla instantánea y mézclalos hasta obtener una mezcla líquida homogénea.

2. Luego, cierra la tapa.

3. Ponga el modo Saltear y cocine la comida durante 2 horas.

4. Cuando termine el tiempo, abre la tapa de la olla instantánea y mézclalo.

Valor nutricional/porción: calorías 360, grasa 3, fibra 11,5, carbohidratos 66,2, proteínas 18.5

22.   Koftas de alubias con setas

Tiempo de preparación: 15 minutos **Tiempo de cocción:** 10 minutos **Raciones:** 4

Ingredientes:

- 1 taza de alubias rojas enlatadas
- ½taza de champiñones
- 1 cucharada de pasta de tomate
- ½taza de agua
- 1 cucharadita de sal
- ½cebolla picada
- 1 cucharadita de pimienta negra molida
- 1 cucharadita de eneldo seco
- 1 cucharada de harina de trigo
- 1 cucharada de pan rallado
- 1 cucharadita de copos de chile

Direcciones:

1. Poner las alubias rojas y las setas en el robot de cocina.

2. Bata la mezcla hasta que esté suave y transfiérala al tazón de mezcla.

3. Añadir la cebolla picada, el eneldo seco, la harina de trigo, el pan rallado y los copos de chile.

4. Mézclalo hasta que esté suave.

5. Después de esto, vierta agua en la olla instantánea.

6. Añada la pasta de tomate, la sal y la pimienta negra molida.

7. Removerlo hasta que esté homogéneo. Empieza a precalentar el líquido en modo Saute

durante 5 minutos.

8. Mientras tanto, haga cuencos medianos (koftas) con la mezcla de judías.

9. Ponerlos en la mezcla de tomate precalentada y cerrar la olla instantánea

tapa.

10.   Poner el modo manual y cocinar la comida durante 4 minutos.

A continuación, deje que se libere rápidamente la presión.

11.   Enfríe las koftas cocidas durante 10 minutos antes de servirlas.

Valor nutricional/porción: calorías 182, grasa 0,7, fibra 7,8, carbohidratos 33,7, proteínas 11.5

23. Pimientos rellenos de alubias rojas

Tiempo de preparación: 15 minutos **Tiempo de cocción 4** minutos **Raciones:** 2

Ingredientes:

- 2 pimientos dulces grandes

- 1 taza de col rizada picada

- ¼detaza de alubias rojas enlatadas

- 3 oz de parmesano vegano, rallado

- 1 cucharada de crema de coco

- ½cucharadita de pimienta de cayena

Direcciones:

1. Picar la col rizada en trozos pequeños.

2. Triturar las alubias rojas.

3. En el bol de la batidora se mezclan la col rizada, el puré de judías, la crema de coco y la

pimienta de cayena.

4. Cortar los pimientos dulces en mitades y quitarles las semillas.

5. A continuación, rellena los pimientos con la mezcla de alubias y espolvorea el queso rallado.

6. Envuelve los pimientos rellenos en el papel de aluminio y colócalos en la olla instantánea.

7. Cierre y selle la tapa.

8. Cocine la comida en Manual durante 4 minutos. A continuación, utilice la liberación rápida de la presión.

Valor nutricional/porción: calorías 281, grasa 2,4, fibra 5,9, carbohidratos 35,9, proteínas

25

24.   Shakshuka de garbanzos

Tiempo de preparación: 10 minutos **Tiempo de cocción:** 15 minutos **Raciones:** 2

Ingredientes:

- ½taza de puré de tomate

- 1 chalota, cortada en dados

- 1 pimiento picado

- ½taza de garbanzos cocidos

- ¼decucharadita de canela molida

- 1 cucharada de aceite de coco

- 1 cucharadita de puré de tomate

- 1 cucharada de cebollino picado

- 1 cucharada de eneldo fresco picado

- 2 oz de champiñones, cortados en rodajas

- ¼detaza de agua

Direcciones:

1. Ponga la olla instantánea en el modo Saltear.

2. Añade el aceite de coco y derrítelo.

3. A continuación, añada la chalota y los champiñones cortados en dados. Mezclar los ingredientes y saltear durante 5 minutos.

4. A continuación, añada el pimiento picado, el puré de tomate y la pasta de tomate. Mézclelo todo.

5. Añadir los garbanzos, el agua, el eneldo, el cebollino y la canela molida.

6. Mezclar la comida y cerrar la tapa.

7. Saltéalo durante 10 minutos.

8. Cuando se acabe el tiempo, mezclar el

shakshuka cocido una vez más.

Valor nutricional/porción: calorías 296, grasa 10,3, fibra 11,4, carbohidratos 42,8, proteínas 12,6

25.   Tazón de Buda

Tiempo de preparación: 10 minutos **Tiempo de cocción:** 10 minutos **Raciones:** 4

Ingredientes:

- 2 boniatos picados

- 2 cucharadas de mantequilla de almendras

- 1 taza de garbanzos cocidos

- 1 cucharadita de harissa

- ½taza de agua

- 1 taza de espinacas picadas

- 1 cucharada de zumo de limón

- 1 cucharadita de ajo en polvo

Direcciones:

1. Poner la mantequilla de almendras en la olla instantánea y derretirla en modo

Saute.

2. A continuación, añada los boniatos picados, rocíelos con harissa y cierre la tapa.

3. Saltear las verduras durante 7 minutos.

4. Después, abre la tapa, remueve los boniatos suavemente, añade los garbanzos, las espinacas y el agua.

5. Espolvorear los ingredientes con harissa, zumo de limón y ajo en polvo. Mezclar.

6. Cierre y selle la tapa.

7. Ponga el modo manual (alta presión) y cocine una comida durante 3 minutos. A continuación, utilice la liberación rápida de la presión.

8. Abra la tapa y transfiera la comida a los

cuencos.

Valor nutricional/porción: calorías 266, grasa 7,9,

fibra 10,7, carbohidratos 39,1, proteínas 12,4

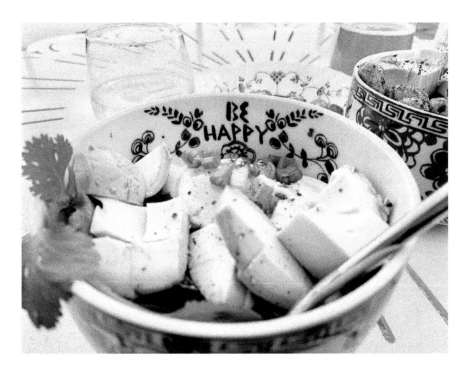

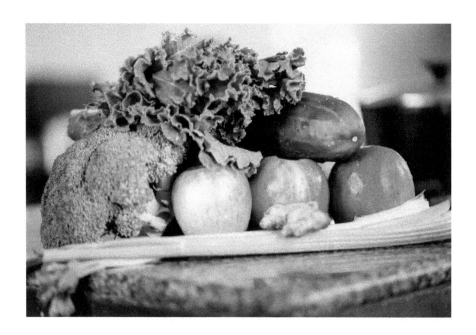

Sopas y guisos

26.   Guiso egipcio

Tiempo de preparación: 10 minutos **Tiempo de cocción:** 12 minutos **Raciones:** 5

Ingredientes:

- 1 cucharada de pasta de tomate

- 1 cucharada de aceite de oliva

- 1 cucharada de pimienta roja

- 1 cucharadita de pimentón

- 4 patatas, peladas y picadas

- 2 tazas de lentejas

- 6 tazas de agua

- 1 cucharadita de sal

- 1 taza de eneldo fresco picado

- 3 cucharadas de zumo de limón

Direcciones:

9. Coloca la pasta de tomate, el pimentón, las patatas, las lentejas, el agua y la sal en la olla instantánea.

10. Cierre y selle la tapa.

11. A continuación, ponga el modo manual y cocine el guiso durante 12 minutos.

12. A continuación, utilice la liberación rápida de la presión.

13. Abre la tapa y añade el zumo de limón. Mézclalo.

14. Pasar el guiso a los cuencos de servir.

15. A continuación, mezcle la

pimienta roja y el aceite de oliva.

16.   Verter la mezcla sobre el guiso.

17.   Adorne la comida con eneldo fresco.

Valor nutricional/porción: calorías 451, grasa 4,4, fibra 29,5, carbohidratos 81,1, proteína 25.1

27. Guiso marroquí

Tiempo de preparación: 10 minutos **Tiempo de cocción:** 18 minutos **Raciones:** 4

Ingredientes:

- 1 taza de calabaza picada

- ½taza de garbanzos en conserva

- 1 cucharadita de cúrcuma 1 cucharadita de salvia

- 1 cucharadita de cilantro molido

- 1 cucharadita de tomillo • 1 cucharadita de harissa

- 1 cucharadita de jengibre molido

- ¼decucharadita de azafrán

- 1 rodaja de limón

- 1 cucharadita de sal

- 1 cucharadita de pasta de tomate

- 2 tazas de agua

Direcciones:

9. En la olla instantánea, combine el agua, la pasta de tomate, la sal, el azafrán, el jengibre molido, la harissa, el tomillo, el cilantro molido, la salvia, la cúrcuma y los garbanzos enlatados.

10.   Añadir la calabaza y mezclar los ingredientes.

11.   Añade la rodaja de limón y cierra la tapa.

12.   Ponga el modo manual (alta presión) y cocine el guiso durante 8 minutos. A continuación, deje que se libere la presión de forma natural durante 10 minutos más.

13.   Abrir la tapa y enfriar el guiso hasta la temperatura ambiente.

Valor nutricional/porción: calorías 117, grasa 1,9, fibra 5,5, carbohidratos 21,1, proteínas 5,5

28.   Guiso de guisantes y zanahoria

Tiempo de preparación: 5 minutos **Tiempo de cocción:** 15 minutos **Raciones:** 5

Ingredientes:

- 3 patatas, peladas y picadas

- 2 zanahorias picadas

- 1 taza de guisantes verdes congelados

- 2 tazas de agua

- 1 cucharada de pasta de tomate

- 1 cucharadita de sal

- 1 cucharadita de pimienta de cayena

Direcciones:

10.   Coloca las zanahorias, las patatas y los guisantes en la olla instantánea.

11.   Luego, en el bol separado, combine la pasta de tomate, el agua, la sal y la pimienta de cayena.

12.   Bata el líquido hasta que adquiera un color rojo claro y luego viértalo en la olla instantánea.

13.   Cierre y selle la tapa. Cocine el guiso en modo manual durante 10 minutos.

14.   A continuación, deje que se libere la presión de forma natural durante 5 minutos.

Valor nutricional/porción: calorías 125, grasa 0,3,

fibra 5,4, carbohidratos 27,5, proteínas

4.1

29.   Guiso mediterráneo vegano

Tiempo de preparación: 10 minutos **Tiempo de cocción** 35 minutos **Raciones:** 4

Ingredientes:

- ¼detaza de col blanca, rallada

- 1 patata picada

- ½taza de granos de maíz

- 1 pimiento dulce picado

- ½taza de perejil fresco

- 1 taza de tomates picados

- ¼detaza de judías verdes picadas

- 1 ½ taza de agua

- 1 cucharadita de sal

- 1 cucharada de crema de coco

- 1 cucharadita de pimienta blanca

Direcciones:

9. Poner todos los ingredientes en la olla instantánea y mezclarlos.

10. Después de esto, cierre la tapa y ser el modo Saute.

11. Cocer el guiso durante 35 minutos.

12. Cuando termine el tiempo, abre la tapa y mezcla bien el guiso.

13. Compruebe si todos los ingredientes están cocidos y cierre la tapa.

14. Dejar reposar el guiso durante 10-15 minutos antes de servirlo.

Valor nutricional/porción: calorías 83, grasa 1,4,

fibra 3,2, carbohidratos 16,8, proteínas

2.8

30.   Guiso de batatas

Tiempo de preparación: 10 minutos **Tiempo de cocción** 35 minutos **Raciones:** 2

Ingredientes:

- ¼detaza de tomates, cortados en dados

- 1 cucharada de harina de trigo

- 1 taza de zumo de tomate

- ½cebolla picada

- 1 cucharada de aceite de oliva

- 1 cucharada de cebollino picado

- 1 cucharadita de sal

- 1 cucharadita de curry en polvo

- 3 boniatos, cortados en trozos grandes

- ½taza de agua

- 1 cucharadita de azúcar

Direcciones:

10. Vierte el aceite de oliva en la olla instantánea. Añade la cebolla y los boniatos en dados.

11. Espolvoree las verduras con sal, curry en polvo y cocínelas en modo Saltear durante 10 minutos.

12. Después de esto, bata la harina de trigo y el agua hasta que esté suave.

13. Vierta el líquido en la olla instantánea.

14. Añadir el zumo de tomate y el azúcar.

15.   Cierre la tapa y cocine el guiso en modo Saltear durante 35 minutos. Mezcle el guiso cada 10 minutos.

16.   Comprobar si los boniatos están cocidos y añadir cebollino picado. Mezclar bien el guiso.

Valor nutricional/porción: calorías 165, grasa 7,4, fibra 3,4, carbohidratos 24,7, proteínas 2.6

Platos principales

31.   Bourguignon de setas

Tiempo de preparación: 10 minutos **Tiempo de cocción** 35 minutos **Raciones:** 3

Ingredientes:

- ½taza de vino tinto

- 2 tazas de champiñones picados

- 1 zanahoria picada

- 1 cucharada de pasta de tomate

- 1 cucharada de condimento italiano

- 1 taza de caldo de verduras

- ½cucharadita de sal

- ¼cucharadita de romero seco

- 1 cucharada de aceite de oliva

- 1 cebolla picada

- 1 cucharada de maicena

Direcciones:

20.   En la olla instantánea, combine los champiñones, el aceite de oliva, el romero seco, la sal y el condimento italiano.

21.   Cocine la mezcla en modo salteado durante 10 minutos. Remover de vez en cuando.

22.   A continuación, mezclar la maicena con la pasta de tomate y el caldo de verduras.

23.   Añade el líquido en la olla instantánea.

24.   A continuación, añada el vino

tinto, la zanahoria y la cebolla.

25.   Mezclar los ingredientes con cuidado.

26.   Cerrar y tapar y cocinar en modo salteado durante 25 minutos.

27.   Cuando termine el tiempo, mezclar bien la comida cocinada y transferirla a los cuencos para servir.

Valor nutricional/porción: calorías 138, grasa 7, fibra 2, carbohidratos 12,7, proteínas 2,3

32.   Gnocchi de verduras

Tiempo de preparación: 10 minutos **Tiempo de cocción:** 18 minutos **Raciones:** 4

Ingredientes:

- 1 ½ taza de ñoquis

- 1 cucharada de eneldo fresco picado

- 1 calabacín, cortado en dados

- 1 cucharadita de sal

- ½taza de leche de almendras

- ½cucharadita de copos de chile

- ½cucharadita de pimienta negra molida

- 1 cucharadita de aceite de oliva

- 1 taza de agua

Direcciones:

16.   Por el agua en la olla instantánea.

17.   Añade los ñoquis, cierra y sella la tapa.

18.   Ponga el modo manual (alta presión) y cocínelo durante 8 minutos. Haga una liberación rápida de la presión.

19.   Escurrir el agua y transferir los ñoquis al bol.

20.   Vierta el aceite de oliva en la olla instantánea.

21.   Añada el calabacín, la sal, el eneldo, las escamas de chile y la pimienta negra molida.

22.   Cocine las verduras en modo salteado durante 5 minutos.

23.   Remuévalos de vez en cuando.

24. Luego agrega los ñoquis y la leche de almendras.

25. Mezclar bien la mezcla.

26. Cierra la tapa y saltéalo durante 5 minutos.

27. Cuando termine el tiempo, mezclar bien la comida cocinada y transferirla a los platos para servir.

Valor nutricional/porción: calorías 153, grasa 8,8, fibra 2,5, carbohidratos 17, proteínas 3

33.   Queso de anacardo

Preparación: 10 minutos **Cocción:** 4 minutos

Raciones: 3

Ingredientes:

- 1 taza de anacardos • 1 taza de agua

- 1 cucharada de zumo de limón

- ½cucharadita de ralladura de lima

- ½cucharadita de levadura nutricional

- ½cucharadita de ajo picado

- 1 cucharadita de pimienta negra molida

- ½cucharadita de sal

Direcciones:

16.   Vierta agua en la olla instantánea.

17.   Añade los anacardos, cierra y sella la tapa.

18.   Cocine los anacardos en modo manual (alta presión) durante 4 minutos. Utilice la liberación rápida de la presión.

19.   Ponga el agua caliente y los anacardos en el procesador de alimentos.

20.   Añade el zumo de limón, la ralladura de lima, la levadura nutricional, el ajo picado, la pimienta negra molida y la sal en el procesador de alimentos.

21.   Bata la mezcla hasta obtener una textura de queso suave y lisa.

22.   Colocar el queso cocido en el recipiente de plástico y guardarlo en la nevera hasta 5 días.

Valor nutricional/porción: calorías 268, grasa 21,3,

fibra 1,8, carbohidratos 16, proteínas7,4

34.   Coliflor de palomitas

Tiempo de preparación: 10 minutos **Tiempo de cocción:** 7 minutos **Raciones:** 2

Ingredientes:

- ½taza de floretes de coliflor

- 1 cucharadita de cúrcuma

- 1 cucharadita de curry en polvo

- ¼detaza de harina de trigo

- 4 cucharadas de crema de coco

- 1 cucharadita de sal

- 1 cucharadita de copos de chile

- 1 cucharada de pan rallado

- 1 taza de agua, para cocinar

Direcciones:

17.   En el bol de la batidora, combinar

la cúrcuma, el curry en polvo, la harina de trigo, la crema de coco, la sal y los copos de chile.

18.   Batir bien la mezcla.

19.   A continuación, añadir los ramilletes de coliflor y agitar. Cuando todos los ramilletes de coliflor estén cubiertos, espolvoréalos con el pan rallado.

20.   Vierta agua en la olla instantánea e introduzca la rejilla.

21.   Coloca los ramilletes de coliflor en la olla instantánea.

22.   Colocar la sartén en la rejilla. Cierre y selle la tapa.

23.   Cocine las palomitas de coliflor durante 7 minutos en modo manual (alta

presión)

24.   Cuando se acabe el tiempo, utilice la liberación rápida de la presión.

25.   Abrir la tapa y enfriar la comida hasta la temperatura ambiente.

Valor nutricional/porción: calorías 153, grasa 7,8, fibra 2,4, carbohidratos 18,7, proteínas 3.5

35.   Filete de lentejas

Tiempo de preparación: 10 minutos **Tiempo de cocción:** 8 minutos **Raciones:** 2

Ingredientes:

- 1 taza de lentejas cocidas

- ½taza de pan rallado

- 3 cucharadas de harina de trigo

- 1 cucharadita de sal

- ½cucharadita de chile

- 1 cucharadita de orégano seco

- 1 cucharada de aceite de oliva

Direcciones:

14. Poner las lentejas en el bol de la batidora y machacarlas con la ayuda del tenedor.

15. Después de esto, añada la harina de trigo,

la sal, el chile y el orégano seco.

16. Mezclar la mezcla hasta que sea homogénea.

17. Con la ayuda de las yemas de los dedos hacer 2 bolas y presionarlas para darles forma de filete.

18. Precalentar la olla instantánea en modo saltear.

19. A continuación, añadir el aceite de oliva.

20. Pasar los filetes de lentejas por el pan rallado.

21. Poner los filetes en el aceite de oliva precalentado.

22. Cocínelos durante 3 minutos por cada lado o hasta que estén ligeramente dorados.

Valor nutricional/porción: calorías 551, grasa 9,7,

fibra 31,2, carbohidratos 86,7,

proteínas 29,7

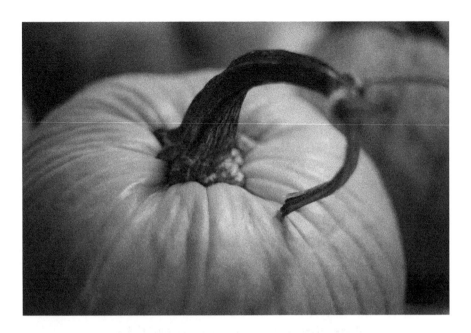

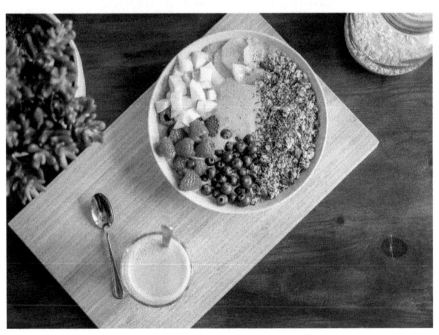

Bocadillos y aperitivos

36.   Palitos de piña con cardamomo

Tiempo de preparación: 15 minutos **Tiempo de cocción:** 5 minutos **Raciones:** 4

Ingredientes:

- 1 cucharadita de cardamomo molido

- 10 onzas de piña, cortada en bastones

- 2 cucharadas de zumo de limón

- ½cucharadita de azúcar moreno

- 1 cucharada de agua

- ¼decucharadita de ralladura de lima

Direcciones:

23.   En el cuenco, mezcle el cardamomo molido, el zumo de limón, el azúcar

moreno, el agua y la ralladura de lima.

24.	A continuación, coloque los palitos de piña en el líquido de cardamomo y cúbralos bien.

25.	Déjelos marinar durante 10 minutos.

26.	Mientras tanto, precalienta bien la olla instantánea en modo Saltear.

27.	Coloca los palitos de piña en la olla instantánea y ásalos en modo Saute durante 1,5 minutos por cada lado.

28.	Enfriar el bocadillo cocinado.

Valor nutricional/porción: calorías 40, grasa 0,2, fibra 1,2, carbohidratos 10,2, proteínas 0.5

37.   Bolas de quinoa de aperitivo

Preparación: 15 minutos **Cocción:** 15 minutos

Raciones: 6

Ingredientes:

- 1 taza de quinoa 3 cucharadas de harina de lino

- 1 cucharadita de orégano seco

- ¼detaza de cebolla picada

- 1 cucharadita de pimienta negra molida

- 2 cucharadas de harina de trigo

- ½taza de caldo de verduras

- 1 cucharadita de pasta de tomate

- 1 cucharadita de sal • ½cucharadita de copos de

chile

- 1 taza de agua

Direcciones:

24.   Coloca la quinoa y el agua en la olla instantánea. Cierra y sella la tapa.

25.   Cocine la quinoa en modo manual durante 5 minutos. A continuación, utilice la liberación rápida de la presión. Ponga la quinoa en el bol de la batidora.

26.   A continuación, coloque la cebolla cortada en dados en la olla instantánea.

27.   Añada el orégano seco, la sal, la pasta de tomate y los copos de chile.

28.   Saltear las cebollas durante 3 minutos. Mezclar las cebollas y añadirlas en el bol de quinoa.

29. Añadir la harina de lino, la harina de trigo y la pimienta negra molida.

30. Mezclar la mezcla.

31. Hacer los tazones medianos con la mezcla de quinoa.

32. A continuación, vierta el caldo de verduras en la olla instantánea.

33. Inserte el trébol.

34. Coloca las bolas de quinoa en la olla instantánea. Coloca la olla en el trébede.

35. Cierre y selle la tapa.

36. Cocer las bolas de quinoa durante 5 minutos. Utilice la liberación rápida de la presión.

37.   Colocar la comida en el plato de servir y rociar con la pequeña cantidad de caldo de verduras.

Valor nutricional/porción: calorías 135, grasa 3,4, fibra 3,4, carbohidratos 22,5, proteínas 5.2

38.   Tiras de tofu

Tiempo de preparación: 5 minutos **Tiempo de cocción:** 5 minutos **Raciones:** 4

Ingredientes:

- 9 oz de tofu firme

- 1 cucharadita de pasta de miso

- 1 cucharadita de pasta de tahina

- ¼detaza de agua

- 1 cucharadita de salsa de soja

- 1 cucharada de vinagre balsámico

- 1 cucharadita de aceite de oliva

- 1 cucharada de perejil fresco picado

Direcciones:

22.   Cortar el tofu firme en tiras.

23.   En el cuenco, mezcle la pasta de

miso, la pasta de tahini, el agua, la salsa de soja, el vinagre balsámico y el aceite de oliva.

24.   Rebozar las tiras de tofu en la mezcla de pasta de miso.

25.   A continuación, precalentar la olla instantánea en modo Saltear.

26.   Colocar la barra de tofu y cocinarla durante 1 minuto por cada lado.

27.   Poner los palitos de tofu en el plato de servir y espolvorear con perejil fresco.

Valor nutricional/porción: calorías 67, grasa 4,6, fibra 0,8, carbohidratos 1,9, proteínas 5.7

39.   Rodajas de garbanzos

Tiempo de preparación: 10 minutos **Tiempo de cocción** 35 minutos **Raciones:** 4

Ingredientes:

- 4 tortillas de harina

- ½taza de garbanzos, remojados

- 2 tazas de agua

- 1 cucharadita de sal

- 1 cucharada de mayonesa vegana

- 1 pimiento picado

Direcciones:

21.   Coloca las tortillas y los garbanzos en la olla instantánea.

22.   Cierre y selle la tapa.

23.   Cocine los garbanzos en modo

manual durante 35 minutos. Utilice la liberación rápida de la presión.

24. Escurrir el agua y pasar los garbanzos a la batidora.

25. Añadir sal, mayonesa vegana y pimiento.

26. Mezclar la mezcla.

27. Untar las tortillas de harina con los garbanzos mezclados y enrollarlas.

28. Corta las tortillas en trozos pequeños y sujétalas con palillos.

Valor nutricional/porción: calorías 162, grasa 3,1, fibra 6,3, carbohidratos 28,4, proteínas 6.5

40. Setas de ostra crujientes

Tiempo de preparación: 15 minutos **Tiempo de cocción:** 15 minutos **Raciones:** 3

Ingredientes:

- 7 oz de setas de ostra

- 1 cucharada de aceite de oliva

- 1 cucharadita de copos de chile

- ¼ de taza de pan rallado

- 1 cucharadita de vinagre de sidra de manzana

- 1 taza de agua, para cocinar

Direcciones:

15. Poner las setas en la olla instantánea.

16. Vierta agua en la olla instantánea e inserte el trébol.

17.   Coloque la sartén con las setas en el trébede y cierre la tapa.

18.   Cerrar la tapa y cocinar las setas durante 10 minutos.

19.   Después de esto, utilice la liberación rápida de la presión.

20.   Abra la tapa y escurra el agua.

21.   Picar las setas en trozos y rociarlas con aceite de oliva, copos de chile y vinagre de sidra de manzana.

22.   Mezclar las setas y dejarlas marinar durante 10 minutos.

23.   A continuación, precalentar la olla instantánea en modo Saltear.

24.   Añade las setas y cocínalas

durante 4 minutos.

25.		Remover	las	verduras	y	espolvorear con pan rallado. Mezclar bien los champiñones.

26.		Páselos a la fuente de servir.

Valor nutricional/porción: calorías 312, grasa 5,2, fibra 7,5, carbohidratos 44,3, proteínas 20.1

Salsas y rellenos

41.   Salsa de espinacas

Preparación: 10 minutos **Cocción:** 6 minutos

Raciones: 4

Ingredientes:

- 1 taza de brócoli • 2 tazas de espinacas picadas

- 2 tazas de agua • 1 cucharadita de aceite de oliva

- 1 cucharadita de sriracha • 1 cucharada de zumo de lima

- 2 oz de aguacate, picado

- 1 cucharada de cacahuetes

Direcciones:

29.   Pica el brócoli y colócalo en la

olla instantánea.

30.   Añade agua y cierra la tapa.

31.   Cocine el brócoli en modo manual durante 6 minutos. A continuación, utilice la liberación rápida de la presión.

32.   Escurrir ½ parte del agua.

33.   Colocar el brócoli y el agua restante en el procesador de alimentos.

34.   Añade las espinacas, el aceite de oliva, la sriracha, el zumo de lima, el aguacate picado y los cacahuetes.

35.   Triturar la mezcla de la salsa hasta que quede suave.

36.   Transfiera la salsa cocida en el tarro de cristal y cierre la tapa. Guárdala en el

frigorífico hasta 2 días.

Valor nutricional/porción: calorías 65, grasa 5,2,

fibra 2,1, carbohidratos 4,2, proteínas

1.9

42.   Relleno de coco

Tiempo de preparación: 5 minutos **Tiempo de cocción** 3 minutos **Raciones:** 5

Ingredientes:

- 1 taza de coco rallado

- 1 taza de puré de calabaza

- ½cucharadita de cardamomo molido

- 1 cucharadita de mantequilla de almendras

- 1 cucharadita de azúcar

Direcciones:

27.   Poner el coco rallado, el puré de calabaza y el azúcar en la olla instantánea.

28.   Añadir la mantequilla de almendras y el cardamomo molido. Revuélvalo.

29.　　　Cierre y selle la tapa.

30.　　　Cocine el relleno durante 3 minutos. A continuación, utilice la liberación rápida de la presión.

31.　　　Enfríe bien el relleno.

Valor nutricional/porción: calorías 133, grasa 8,6, fibra 2,6, carbohidratos 14,4, proteínas 1.8

43. Salsa de jengibre

Tiempo de preparación: 10 minutos **Tiempo de cocción:** 8 minutos **Raciones:** 4

Ingredientes:

- ½taza de agua

- ¾detaza de salsa de soja

- 1 cucharada de vinagre de arroz

- 1 cucharadita de semillas de sésamo

- 1 cucharadita de ajo picado

- 1 cucharada de jengibre picado

- ½cucharada de azúcar

- 1 cucharadita de aceite de oliva

Direcciones:

27. Precalentar bien la olla instantánea en modo saltear.

28.   Ponga en la olla instantánea el agua, la salsa de soja, el vinagre de arroz, el azúcar y el aceite de oliva.

29.   Llevar la mezcla a ebullición.

30.   Después de esto, viértalo en la botella de vidrio.

31.   Añadir las semillas de sésamo, el ajo picado y el jengibre picado. Cierre el frasco y agítelo bien.

32.   Dejar reposar durante 10 minutos.

Valor nutricional/porción: calorías 53, grasa 1,6, fibra 0,7, carbohidratos 6,5, proteínas 3.3

44. Salsa de tahina con zumo de naranja

Tiempo de preparación: 5 minutos **Tiempo de cocción:** 5 minutos **Raciones:** 2

Ingredientes:

- 1/3 de taza de zumo de naranja

- 3 oz de tahini

- ½cucharadita de ajo picado

- 1 cucharadita de aceite de oliva

Direcciones:

18. Poner el modo de saltear y verter el zumo de naranja en la olla instantánea.

19. Añadir el ajo picado y el aceite de oliva.

20.   Precalentar la mezcla hasta que esté caliente pero no empiece a hervir.

21.   Transfiera la mezcla de zumo de naranja en la jarra.

22.   Añadir el tahini y batir bien.

23.   Enfríalo.

Valor nutricional/porción: calorías 293, grasa 25,3, fibra 4, carbohidratos 13,5, proteínas 7.6

45.   Salsa Sriracha

Tiempo de preparación: 7 minutos **Tiempo de cocción** 4 horas **Raciones:** 4

Ingredientes:

- 1 taza de chiles rojos picados

- 1/3 de taza de agua

- ½taza de vinagre de sidra de manzana

- 1 cucharadita de azúcar

- ½cucharadita de sal

Direcciones:

26.   Tritura los chiles en la licuadora y transfiere la mezcla a la olla instantánea.

27.   Añade agua, vinagre de sidra de manzana, azúcar y sal. Mézclelo arriba.

28.   Cierra la tapa.

29.   Cocer la salsa a baja presión durante 4 horas.

Valor nutricional/porción: calorías 40, grasa 0,5, fibra 2,7, carbohidratos 7,7, proteínas 1

Postres

46.   Tarta de galletas

Preparación: 15 minutos **Cocción:** 15 minutos

Raciones: 6

Ingredientes:

- 1 taza de harina de trigo • 1 cucharadita de levadura en polvo

- 1 cucharadita de vinagre de sidra de manzana • ½taza de azúcar

- ¼detaza de chispas de chocolate vegano

- 3 cucharadas de mantequilla de anacardo derretida

- 1 taza de crema de coco

- 2 cucharadas de cacao en polvo

- ½taza de nueces picadas

- 1 taza de agua, para cocinar

Direcciones:

18. En el bol de la batidora hacer la masa de las galletas: en la cuchara mezclar el vinagre de sidra de manzana y la levadura en polvo. Transfiere la mezcla al bol de la batidora.

19. Añade la harina de trigo, el azúcar, la mantequilla de anacardo y remueve bien hasta conseguir la textura de la masa.

20. A continuación, añada las chispas de chocolate vegano y mezcle suavemente.

21. Poner la masa en el molde.

22. Vierta agua en la olla instantánea.

Después de esto, inserte el trébol.

23.   Poner el molde con la masa en la trébede y cubrirlo con papel de aluminio.

24.   Cierre y selle la tapa.

25.   Cocer el pastel durante 15 minutos en modo manual (alta presión).

26.   A continuación, deje que se libere la presión de forma natural durante 10 minutos.

27.   Mientras tanto, prepara el glaseado del pastel: bate la crema de coco, las nueces y el cacao en polvo. Cuando la mezcla esté esponjosa, estará cocida.

28.   Colocar la galleta cocida en el plato de servir.

29.   Untarlo con el glaseado de crema

de coco.

Valor nutricional/porción: calorías 360, grasa 20,8,

fibra 3, carbohidratos 41,1, proteínas7,5

47.   Pudín de chocolate

Tiempo de preparación: 5 minutos **Tiempo de cocción** 3 horas **Raciones:** 2

Ingredientes:

- ½taza de leche de coco

- ½taza de leche de anacardo

- 1 cucharadita de harina de maíz

- 1 cucharadita de extracto de vainilla

- 1/3 de taza de cacahuetes picados

- 1 cucharada de cacao en polvo

- 2 cucharaditas de azúcar moreno

Direcciones:

28.   Poner en el procesador de alimentos: la leche de coco, la leche de anacardo, la harina de maíz, el extracto de

vainilla, el cacao en polvo y el azúcar moreno. Bátelo hasta que sea homogéneo.

29.   Vierta el líquido en la olla instantánea. Añadir los cacahuetes picados.

30.   Cierre la tapa. Poner el modo de baja presión y cocinar el pudín durante 3 horas.

31.   A continuación, remuévalo bien y colóquelo en los vasos para servir.

Valor nutricional/porción: calorías 310, grasa 27,2, fibra 4,3, carbohidratos 13,1, proteína 8.2

48.　Galletas de semillas de chía

Tiempo de preparación: 15 minutos **Tiempo de cocción:** 5 minutos **Raciones:** 10

Ingredientes:

- 1 taza de almendras

- ½taza de semillas de chía

- 3 oz de dátiles, sin hueso

- 1 taza de harina de arroz

- 1 cucharada de aceite de coco

- 5 cucharadas de jarabe de arce

- 1 taza de agua

Direcciones:

28.　Triturar las almendras en el procesador de alimentos hasta obtener harina de almendras.

29.   A continuación, combinar la harina de almendras con la harina de arroz y las semillas de chía.

30.   Licuar los dátiles hasta obtener un puré de dátiles.

31.   Añádelas a la mezcla de harina.

32.   Añadir el aceite de coco y el jarabe de arce.

33.   Amasar la masa no pegajosa. Añadir más aceite de coco si es necesario.

34.   A continuación, haga 10 bolas con la mezcla de dátiles.

35.   Preséntalos con suavidad.

36.   Vierta agua en la olla instantánea. Inserte el trébol.

37.	Forrar la trébede con papel de hornear.

38.	Coloca las galletas de dátiles encima. Cierra la tapa de la olla instantánea.

39.	Cocine las galletas en modo de alta presión durante 5 minutos. Deje que se libere la presión natural durante 5 minutos más.

40.	Enfría bien las galletas.

Valor nutricional/porción: calorías 230, grasa 9,9, fibra 6,1, carbohidratos 32,6, proteínas

5

49.　Tarta de naranja y piña

Tiempo de preparación 35 minutos **Cocción:** 20 minutos **Raciones:** 6

Ingredientes:

- 1 taza de piña en lata, picada

- 1 naranja, pelada y cortada en rodajas

- ½cucharadita de levadura nutricional

- 1 taza de leche de almendras

- 1 ½ taza de harina de trigo

- 1 cucharadita de extracto de vainilla

- 1 cucharada de canela molida

- 2 cucharadas de azúcar moreno

- ½taza de jarabe de arce • Spray de cocina

Direcciones:

20.　　Mezclar la levadura nutricional,

el jarabe de arce y la leche de almendras.

21.   Añadir ½ taza de harina de trigo y remover hasta que esté suave. Dejar el líquido en un lugar cálido durante 20 minutos.

22.   A continuación, añada el resto de la harina de trigo y el extracto de vainilla.

23.   Mezclar. La masa del pastel está cocida.

24.   Rocía la olla instantánea con spray de cocina desde el interior.

25.   A continuación, vierta la masa. Después de esto, añadir piñas picadas y naranjas en rodajas.

26.   Cierre y selle la tapa.

27.   Cocine el pastel durante 20

minutos en modo de alta presión o en modo manual (depende del tipo de su olla instantánea).

28. A continuación, utilice la liberación rápida de la presión.

29. Abre la olla instantánea, enfría el pastel hasta que esté caliente. Córtalo en los trozos.

Valor nutricional/porción: calorías 320, grasa 10, fibra 3,5, carbohidratos 55, proteínas 4.8

50.   Galletas de almendra

Tiempo de preparación: 10 minutos **Tiempo de cocción:** 7 minutos **Raciones:** 4

Ingredientes:

- 4 almendras

- ½taza de harina de trigo

- 3 cucharadas de mantequilla de almendras

- ½cucharadita de levadura en polvo

- 4 cucharaditas de azúcar

- ½cucharadita de extracto de vainilla

- ½taza de agua, para cocinar

Direcciones:

18.   En la máquina de cocción mezclar la mantequilla de almendras, la harina de trigo, la levadura en polvo y el azúcar. Añade

el extracto de vainilla.

19.   A continuación, amasar la masa con la ayuda de las yemas de los dedos.

20.   Cuando la masa esté lisa y blanda, haga el tronco de lo.

21.   Cortar el tronco en 4 trozos y hacerlos rodar en forma de bolas.

22.   Presione suavemente cada bola y coloque una almendra en el centro para conseguir la forma de la galleta.

23.   Vierta el agua e inserte el trébol en la olla instantánea.

24.   Coloca las galletas de almendra

en la sartén y ponla sobre el trébol.

25.   Cierre y selle la tapa.

26.   Cocine las galletas durante 9 minutos en modo de alta presión. A continuación, utilice la liberación rápida de la presión.

27.   Enfríe bien las galletas antes de servirlas.

Valor nutricional/porción: calorías 154, grasa 7,5, fibra 1,8, carbohidratos 18,8, proteínas 4.4

Conclusión:

Actualmente, el mundo está dividido entre las personas que apoyan el veganismo y las que están en contra del abandono total de los productos animales. Espero que este libro pueda disipar tus estereotipos de que la comida vegetariana es monótona y poco sabrosa. Si ya has leído algunas páginas del libro de cocina, sabrás que incluye cientos de recetas magníficas y muy fáciles de cocinar. Se puede decir que esta guía de recetas veganas puede ser un buen regalo para todos los amantes de la comida deliciosa. Hoy en día, el veganismo es una forma de vida muy solicitada. Cada vez es más frecuente que la gente se niegue a consumir todo tipo de carne y productos lácteos y se limite a consumir frutas, verduras y otros productos. Es cierto que gracias al estilo de vida vegano puedes mejorar tu salud y sentirte mucho mejor. Se ha demostrado científicamente que el rechazo total de cualquier tipo de carne y productos lácteos puede ayudar a luchar con el tipo